Bibliothèque des Actualités d'Hygiène et de Médecine
Publiée sous la Direction de M. FILLASSIER
LAURÉAT DE L'ACADÉMIE DE MÉDECINE

LE DIAGNOSTIC PRÉCOCE

DE LA

TUBERCULOSE PULMONAIRE

CHRONIQUE

Par

Le Dr Louis RENON

PROFESSEUR AGRÉGÉ A LA FACULTÉ DE MÉDECINE DE PARIS
MÉDECIN DE L'HOPITAL DE LA PITIÉ
MEMBRE DE LA SOCIÉTÉ DE BIOLOGIE

PARIS
LIBRAIRIE MÉDICALE ET SCIENTIFIQUE
JULES ROUSSET
1, Rue Casimir-Delavigne et 12, Rue Monsieur-le-Prince

1906

LE DIAGNOSTIC PRÉCOCE

DE LA

TUBERCULOSE PULMONAIRE

CHRONIQUE

OUVRAGES DU Dr LOUIS RÉNON

Recherches cliniques et expérimentales sur la pseudo-tuberculose aspergillaire. Paris, 1893.

Etude sur l'aspergillose chez les animaux et chez l'homme. Paris, 1897.

Les maladies populaires (Etude médico-sociale). Paris, 1905.

Bibliothèque des Actualités d'Hygiène et de Médecine
Publiée sous la Direction de M. FILLASSIER
LAURÉAT DE L'ACADÉMIE DE MÉDECINE

(II)

LE DIAGNOSTIC PRÉCOCE

DE LA

TUBERCULOSE PULMONAIRE

CHRONIQUE

Par

Le Dr Louis RÉNON

PROFESSEUR AGRÉGÉ A LA FACULTÉ DE MÉDECINE DE PARIS
MÉDECIN DE L'HOPITAL DE LA PITIÉ
MEMBRE DE LA SOCIÉTÉ DE BIOLOGIE

PARIS
LIBRAIRIE MÉDICALE ET SCIENTIFIQUE
JULES ROUSSET
1, Rue Casimir-Delavigne et 12, Rue Monsieur-le-Prince

1906

AVANT-PROPOS

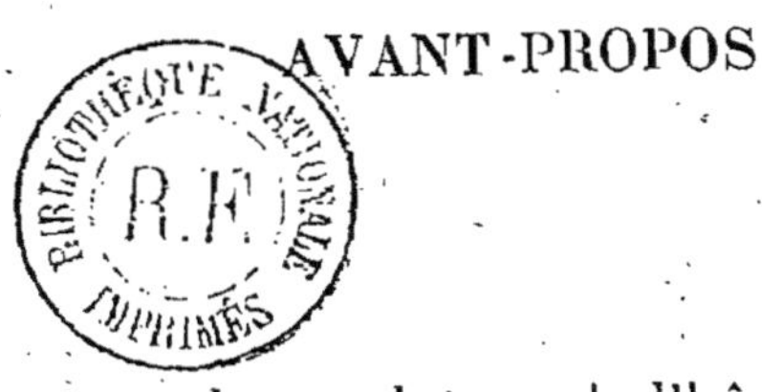

Au cours de mes leçons de l'hôpital de la Pitié,
j'ai consacré trois conférences au *Diagnostic
précoce de la tuberculose pulmonaire chronique*. On m'a demandé de publier ce petit travail.
Je le fais volontiers, en m'efforçant de laisser à
ces quelques lignes le caractère pratique qui est
la base de mon enseignement clinique.

Louis RÉNON.

Février 1906.

CHAPITRE PREMIER

*Nécessité individuelle et sociale du diagnostic précoce de
la tuberculose pulmonaire chronique.*
La tuberculose est curable, mais sa curabilité a été exa-
gérée.
L'optimisme du tuberculeux rend souvent le diagnostic
difficile.
Doit-on prévenir le tuberculeux de sa maladie ? Oui, dans
la plupart des cas.
Nécessité de ne pas faire le diagnostic sur un seul examen.

Le diagnostic précoce a une importance considérable
pour le traitement de la tuberculose pulmonaire chronique, puisqu'en traitant le malade au début de son
affection, on a les plus grandes chances de la guérir.

Comme l'a dit M. Grancher, la tuberculose est la
plus curable des maladies chroniques, axiome vrai, mais
auquel on a souvent fait promettre plus qu'il ne pouvait tenir, ce qui causa parfois des déceptions cruelles.
En effet, si la tuberculose est la plus curable des maladies chroniques, elle l'est seulement à certains conditions. La curabilité dépend de la période à laquelle la
maladie est traitée, et aussi de la forme de la tuberculose. J'ai guéri des tuberculeux après trois ou quatre

années de soins assidus. Mais certaines tuberculoses pulmonaires chroniques ne pardonnent pas, quoi qu'on fasse. J'ai perdu des malades soignés avec les méthodes les plus récentes et les plus perfectionnées, et pareils mécomptes sont arrivés à tous mes confrères. C'est que la maladie s'est développée sur des organismes tarés par une hérédité tuberculeuse dystrophique, sur des syphilitiques, sur des diabétiques, sur des alcooliques ou fils d'alcooliques, offrant tous un terrain particulièrement favorable à l'évolution du bacille de Koch. C'est que le bacille a été lui-même très virulent, car il existe des degrés variables dans cette virulence, depuis le saprophytisme sur lequel je me suis longuement étendu dans les *Archives générales de médecine* (avril 1902) et dans mes *Leçons sur les maladies populaires* (p. 356), jusqu'à la tuberculisation suraiguë, où la bacillose brûle toutes les étapes. Mais il existe une série de tuberculoses qui peuvent guérir, si la maladie est reconnue à temps, et surtout si un traitement énergique lui est opposé.

Le diagnostic précoce a donc une importance considérable au point de vue de l'individu. Celle-ci n'est pas moindre au point de vue social, car avec une tuberculose stérilisée par la guérison, que de contagions évitées, que de désastres épargnés !

Il n'est pas toujours facile de faire le diagnostic de la tuberculose pulmonaire chronique. Les obstacles peuvent dépendre du médecin qui ne sait pas recon-

naître la maladie à son début, mais, le plus souvent,
ils viennent du malade qui ne se présente pas suffi-
samment tôt à l'examen médical, en raison d'un état
d'âme très particulier, je veux dire l'optimisme du tuberculeux. Cet optimisme est, comme la langue d'Esope,
la meilleure et la pire des choses. C'est une chose ex-
cellente, car elle donne souvent un ressort moral ex-
traordinaire pour le traitement; mais c'est aussi une
chose mauvaise, car elle ne permet souvent au malade
de ne demander un conseil que lorsque les lésions sont
déjà très avancées.

Cet optimisme des tuberculeux, dont on doit tenir
grand compte dans la pratique courante, a été l'objet
d'une étude bien intéressante de la part de M. Legrand
(*Bulletin médical*, 10 septembre 1902). Quelques
exemples, dus à cet auteur, méritent d'être relevés et
cités, pour faire comprendre à la fois tous les avanta-
ges et tous les dangers d'une pareille situation morale.
« Quelques malades ont gardé une apparence de
santé robuste qui les rassure. — Mais voyez, je suis
actif, je travaille, je tousse un peu, mais j'ai bon
appétit, je n'ai rien. — » Un étudiant en médecine,
très au courant de la tuberculose, avait une température de 39° le soir, ce qui ne l'empêchait pas de
s'écrier que « c'était chose insignifiante, une fièvre nerveuse qui n'avait rien à voir avec ses poumons, qu'au
demeurant tout le monde avait plus ou moins de la
température le soir.» Un autre affirme: « On m'envoie

à l'hôpital comme tuberculeux, mais je n'ai rien. J'ai maigri, mais c'est parce que j'ai fait beaucoup d'excès ; je tousse, mais c'est parce que je fume trop. » (In. Béraud, *Thèse* de Lyon, 1902.) Un de mes malades, absorbé par de grandes affaires financières qu'il ne voulait pas quitter, mettait sur le compte des voyages une toux incessante et un amaigrissement progressif. Je dus lui montrer moi-même les bacilles contenus dans ses crachats pour le convaincre de sa maladie, dont il guérit après quatre années de soins ininterrompus.

L'optimisme tend donc à dénaturer le début de la tuberculose pulmonaire et constitue un très grand danger pour le diagnostic précoce. Souvent il est partagé par l'entourage et par la famille du malade ; souvent aussi, c'est le malade qui l'impose à ses proches et à ses amis. Il faut donc se méfier de l'optimisme.

Une autre question va de suite se poser. Dans une famille optimiste, chez un malade optimiste, doit-on annoncer la tuberculose ? Doit-on dire au malade qu'il est tuberculeux ? A mon avis, il ne faut pas hésiter. Si le malade est curable, s'il est atteint du début de la première période — et c'est celle dont nous nous occupons ici —, il faut le dire. C'est même un devoir impérieux de le dire. Sans doute, une telle révélation bouleversera l'existence de la famille et du malade ; mais c'est là seule planche de salut à offrir aux tuberculeux, et il faut dire la vérité. Alors l'optimisme interviendra à son tour pour corriger ce qu'à de toujours pénible la révélation de la tuberculose. L'abattement moral ne durera pas longtemps, et l'optimisme permettra bientôt de prendre le dessus. En voici quelques exemples tirés encore de la thèse de M. Béraud (*Thèse de Lyon 1902*). « Mon médecin a fait le diagnostic de tuberculose — dit un étudiant en médecine — pour m'effrayer et me forcer à me soigner. Je n'ai rien, je le sais, mais un homme averti en vaut deux. — Ce qui m'a le plus ennuyé, dit un autre étudiant, c'est la pensée qu'on va dire chez moi que je suis devenu tuberculeux en faisant la noce ! » Que de fois j'ai constaté moi-même de semblables observations. Un de mes malades disait : « Vous m'avez donné un coup en m'avertissant que j'étais tuberculeux, mais la tuberculose guérit très bien, et j'aime mieux cela, pour me bien soigner. » L'optimisme déforme donc la peine et le désagrément d'apprendre la vérité. Cependant, chez des malades incurables, comme les diabétiques tuberculeux, même quand on a la très rare chance (car le diagnostic est encore plus masqué que dans la tuberculose commune), d'être appelé au début, on ne doit pas révéler la nature du mal. Ce serait un acte cruel et barbare, puisque la bacillose ne guérit jamais chez les diabétiques.

Après tous ces préambules indispensables, avant d'aborder le diagnostic précoce de la tuberculose pulmonaire chronique, diagnostic souvent rendu tardif à cause de l'optimisme naturel aux tuberculeux, j'ai encore un conseil à donner, conseil très important à mon avis; c'est de ne jamais conclure à l'existence d'un début de tuberculose pulmonaire sur un seul examen. Un tel diagnostic est toujours difficile, et, la plupart du temps, ce n'est pas en une seule fois qu'on peut le poser, on s'exposerait aux pires mécomptes. Je connais une série d'exemples lamentables des conséquences de telles affirmations faites à la hâte. J'ai vu un de mes confrères quitter une brillante situation sur une seule auscultation douteuse, et se soigner pendant deux ans pour une tuberculose qu'il n'avait pas, comme l'évolution ultérieure l'a démontré. Quel préjudice matériel et moral ! On est encore heureux quand les conséquences d'une pareille erreur ne sont pas irrémédiables. Après plusieurs examens, les chances de se tromper sont moins nombreuses, et si l'on ne peut toujours donner une certitude, on a au moins la ressource d'affirmer une probabilité basée sur de sérieuses considérations.

CHAPITRE II.

Diagnostic par les signes cliniques présentés
par le malade.

Le diagnostic précoce par l'auscultation. — Modifications
de l'inspiration indiquées par M. Grancher ; leur valeur
diagnostique.

Le diagnostic par les petits signes de la tuberculose. —
La diminution de l'expansion des sommets (Ruault).
— La sensation des vibrations vocales (Murat). —
L'amyotrophie scapulo-thoracique (E. Boix). — La
tachycardie (Faisans). — L'exploration par le diapason.
— L'abaissement de la tension artérielle (Potain, Teis-
sier).

Le diagnostic précoce de la tuberculose pulmonaire
chronique peut s'établir sur une série de symptômes.
Les uns sont présentés naturellement par le malade
et observés par le médecin, après un examen attentif.
Les autres mettent en jeu des recherches de laboratoire plus ou moins compliquées et se rapprochent
de la certitude scientifique. J'examinerai successive-

ment les uns et les autres, en commençant par les signes physiques d'observation courante.

On peut faire le diagnostic de la tuberculose pulmonaire chronique par la *simple auscultation*, et je partage les idées émises par M. Grancher sur ce sujet (*Gaz. hebd. de méd. et de chir.*, 1882, et *Congrès de la tuberculose*, 1905) en faisant toutefois quelques réserves.

Les auteurs classiques décrivent trois périodes dans l'évolution de la tuberculose pulmonaire. Une première période, dite période de conglomération des tubercules, se caractérise par de la submatité à la percussion, de l'exagération des vibrations thoraciques à la palpation, et une expiration rude, saccadée ainsi que des craquements secs à l'auscultation. Cette période est suivie d'une autre, dite période de ramollissement des tubercules, révélée, en plus des signes décrits plus haut, par un nouveau signe perçu à l'auscultation, le craquement humide et le râle humide, témoins de la caséification des tubercules. A cette seconde période, les classiques en ajoutent une troisième, la période des cavernes. Les parties ramollies sont alors rejetées au dehors, en laissant à leur place une excavation, d'abord la cavernule, puis la caverne. Celle-ci a des signes particuliers : le bruit de pot fêlé à la percussion, le gargouillement et le souffle caverneux à l'auscultation.

M. Grancher décrit une phase préliminaire à ces périodes, véritable première période de germination des tubercules précédant la conglomération de ces derniers, d'où quatre périodes dans l'évolution de la tuberculose pulmonaire chronique commune :

Première période, période de germination ;

Deuxième période, période de conglomération ;

Troisième période, période de ramollissement ;

Quatrième période, période de cavernes.

La période, dont l'étude est la plus importante, est la première, la période de germination des tubercules, qui peut être reconnue par l'auscultation. Les tubercules se forment d'abord petits, séparés les uns des autres par du tissu pulmonaire sain, et leur siège est au pourtour du vestibule de l'alvéole. Leur présence détermine des changements importants dans le murmure vésiculaire entendu à l'auscultation. A l'état normal, le murmure vésiculaire prend son impression d'ampleur, de douceur et de moelleux au passage de l'air à travers le vestibule de l'alvéole pendant l'inspiration. On conçoit que la sensation change complètement quand des tubercules mettent obstacle au passage de l'air. L'inspiration devient alors rude et basse dans les cas les plus nets ; elle est simplement modifiée au début des lésions, et la différence sera sensible à l'auscultation, à une époque où la matité n'existe pas encore, et où l'examen des vibrations thoraciques n'est pas encore perceptible. Dans ses études de dépistage de tuberculose à l'école, M. Grancher a noté que l'inspiration faible est au moins aussi fréquente, à l'extrême début de la tuberculose, sinon plus fréquente que l'inspiration rude et basse, et il a fait aussi la remarque que cette inspiration affaiblie paraît avoir une prédilection pour le côté droit du poumon, remarque tout à fait exacte, à mon avis. Ces modifications de la respiration peuvent s'entendre des deux côtés, et on semble ne percevoir aucun bruit pathologique ; une grande attention permettra de noter à chaque sommet les différences signalées plus haut.

Pour donner de bons résultats, l'auscultation de la région sous-claviculaire doit être faite avec certaines précautions indispensables. M. Grancher recommande « l'auscultation interrompue » pratiquée selon la méthode suivante. On ausculte, pendant l'inspiration seulement et dans un grand silence, la région sous-claviculaire d'un côté. « On éloigne légèrement l'oreille du thorax pendant l'expiration, et on recommence ainsi deux ou trois fois, de façon à recueillir toutes les qualités du murmure inspiratoire d'un côté, puis rapidement on passe à l'autre côté et on fait de même ». Pour cette auscultation, il est préférable d'examiner le malade debout, en lui faisant appuyer le dos contre un mur ou contre un meuble. Le malade sera complètement dévêtu, et on interposera seulement un linge très fin entre l'oreille et la peau. On fera respirer le malade doucement et profondément.

Après les régions sous-claviculaires, on auscultera les fosses sus-épineuses.

Il arrive souvent que l'inspiration faible n'est pas limitée aux régions supérieures de la poitrine ; elle s'étend à tout un poumon, et cette obscurité respiratoire se manifeste de préférence au niveau du poumon droit. La percussion est normale, les vibrations sont normales, mais la respiration est faible ou nulle. Ce fait que j'ai remarqué bien souvent n'a pas échappé à l'attention minutieuse de M. Grancher qui l'interprète dans le sens d'une adénopathie trachéo-bronchique, plus ou moins volumineuse, comprimant la bronche ; elle serait assez petite même pour ne pas provoquer d'autre symptôme d'adénopathie. Je crois que les cas d'insuffisance respiratrice de tout un poumon ne ressortissent pas tous à cette pathogénie, car j'ai observé plusieurs faits de ce syndrome manifestement en rapport avec un état atélectasique du poumon d'origine névropathique chez des hystériques et chez des neurasthéniques ; j'y reviendrai à propos du diagnostic différentiel de la tuberculose.

Ces faits légitiment la question suivante. Quelle est la valeur diagnostique des signes d'auscultation précédemment décrits ? Pour M. Grancher, elle est très grande, et il cite en faveur de son opinion une autopsie faite avec M. Queyrat et l'évolution ultérieure des signes inspiratoires constatés chez les enfants des écoles, au cours du dépistage précoce de la tuberculose.

Je serai moins affirmatif, car j'ai pratiqué récemment l'autopsie d'un malade mort d'un accident aigu, qui avait présenté, à un seul examen il est vrai, des troubles de l'inspiration du sommet droit, et chez lequel je n'ai trouvé aucune lésion du poumon, malgré les recherches les plus minutieuses. Je pense que M. Grancher a eu parfaitement raison d'attirer l'attention sur des faits d'un intérêt extrême, car ils permettent une surveillance des malades, et ils autorisent pleinement le diagnostic de tuberculose pulmonaire quand ils se répètent, s'accentuent et quand ils sont concomitants d'une modification de l'état général ou de l'apparition d'autres symptômes sur lesquels ils projettent une vive lumière.

Parmi ces symptômes, un des plus fréquents est la *fièvre*, non pas une fièvre intense et évidente, mais une fièvre latente, cachée pour ainsi dire, et qui demande à être recherchée. MM. Daremberg et Chuquet ont bien montré qu'au cas de tuberculose latente, une promenade à pied ou une promenade à bicyclette faites pendant une heure, élève la température centrale de cinq dixièmes de degré. Si cette élévation de température disparaît après un repos d'une demi-heure, le fait a une grande valeur en faveur de la tuberculose, car il n'existe pas chez les gens sains. Au cas de doute, M. Daremberg préconise l'expérience suivante : faire marcher le malade pendant six jours une heure le matin et une heure le soir, prendre la température avant et pendant la marche, et une troisième fois, après un repos d'une heure. Si la première et la troisième température sont égales, et si la seconde les dépasse de plus de cinq dixièmes de degrés, on peut affirmer l'existence d'une tuberculose latente.

D'ailleurs, à cette période. il existe une série d'autres signes que j'appellerai les *petits signes* de la tuberculose, et qui méritent d'être bien connus.

M. Ruault a signalé en 1903 un fait intéressant, la *diminution de l'expansion inspiratoire du sommet* au début de la phtisie. Voici comment on applique dans la pratique, le procédé de M. Ruault : « Le médecin fait asseoir le malade, épaules nues, sur un tabouret. Il lui recommande de se tenir droit, les épaules effacées et également tombantes, le corps d'aplomb, les reins soutenus, sans contraction ni raideur d'aucune partie du corps. Le médecin est debout, se tient droit derrière le malade, et applique doucement la paume des mains. sur ses épaules, la main gauche sur l'épaule gauche et la main droite sur l'épaule droite, les pouces en arrière au niveau des fosses sus-épineuses. le pli de chaque pouce à cheval sur le bord saillant du trapèze. les doigts en avant, joints, passant sur les clavicules qu'ils croisent, la pulpe des doigts sur la partie moyenne du creux sous-claviculaire. Dans cette position, toute la face palmaire des doigts doit être autant que possible en contact intime avec la peau du sujet, mais sans y exercer de pression notable. L'observateur prie alors le malade de respirer sans efforts exagérés, mais largement, franchement et régulièrement, en s'appliquant à bien dilater son thorax au niveau des côtes à chaque inspiration, sans lever les épaules. Dès que la respiration est bien régulière, on peut constater, si les sommets sont sains, que leur expansion détermine au niveau des régions claviculaires surtout, un soulèvement progressif, symétrique, et parfaitement synchrone des deux côtés des doigts de chaque main, soulèvement commençant au début de l'inspiration, s'arrêtant au commencement de l'expiration, puis diminuant rapidement pour revenir à zéro à la fin de ce temps respiratoire. Au niveau d'un sommet malade, au contraire, le soulèvement des doigts est moindre que de l'autre côté. Cette diminution atteint son maximum, d'après mon expérience, en cas de caverne étendue du sommet avec adhérences pleuro-pariétales épaisses.

En pareil cas, l'inspiration la plus profonde que puisse exécuter le malade peut ne déterminer aucun soulèvement appréciable des doigts. Cette diminution de l'expansion est le plus souvent déjà très nette pendant toute la durée de la période de ramollissement et la plus grande partie de la période d'induration ; mais, au début de cette période de conglomération *a fortiori* pendant la germination tubercu-

leuse elle est plus faible et généralement difficile à
apprécier. Toutefois, si alors on perçoit malaisément,
dans la majorité des cas, la diminution de l'expansion pulmonaire, on perçoit, au contraire, le plus
souvent, très bien, lorsqu'on a acquis quelque habitude de ce mode d'exploration, d'autres anomalies de
l'expansion qui l'accompagnent ou la remplacent, et
qui n'ont point été signalées encore. On trouve que
cette expansion peu nettement diminuée d'amplitude
est, au contraire, très nettement retardée ou raccour-
cie, ou encore saccadée ou irrégulière (1). » Si j'ai tenu
à rapporter intégralement les paroles de M. Ruault,
c'est parce que ce procédé, combiné à d'autres, peut
même au début de la tuberculose pulmonaire donner
des résultats intéressants.

M. Murat a décrit, en 1899, un signe subjectif, une
sensation anormale éprouvée par les malades.
Quand ils parlent fort, ils sentent que *leur voix fait
vibrer le poumon tuberculisé.* « Il faut, dit
M. Murat, évidemment rechercher ce signe, car, s'éta-
blissant sensiblement et n'étant pas douloureux, il
n'éveille nullement l'attention des malades. Mais,
que le médecin les interroge, les oblige à s'étudier sur
ce point, leur fasse faire en sa présence de fortes ex-
pirations parlées, des « hums » retentissants, et ils

(1) A. Ruault. L'exploration comparative de l'expansion
des sommets dans la tuberculose pulmonaire. *Presse
médicale,* 5 septembre 1903.

reconnaîtront que les vibrations de la voix se propagent dans le poumon gauche, par exemple, tandis qu'aucune sorte de sensation n'est perçue du côté sain. L'opposition est nette. Ce signe découle logiquement de l'épaississement du parenchyme et est de même ordre que l'augmentation des vibrations et la broncho-phonie. » Et M. Murat ajoute : « J'ai tenu à signaler ici ce symptôme en vue du diagnostic précoce, parce qu'il est un révélateur très sensible de la maladie, précieux lorsque celle-ci débute par des noyaux centraux d'infiltration, et dans tant de cas suspects où l'auscultation et la percussion ne donnent que des résultats incertains. » (1)

Il est encore d'autres petits signes précoces de tuberculose pulmonaire chronique, telle l'*amyotrophie scapulo-thoracique*, décrite par M. Boix en ces termes : « C'est l'atrophie musculaire de la calotte scapulo-thoracique qui coiffe le sommet du poumon. Cette atrophie, plus ou moins prononcée, plus ou moins généralisée, est bien connue aux périodes avancées ou simplement confirmées de la tuberculose. Elle est moins connue au début même de l'invasion bacillaire, où elle se montre assez souvent comme symptôme précoce. Mais *précoce* ne veut pas

(1) Murat. Un signe nouveau pour le diagnostic précoce de la tuberculose pulmonaire. *Médecine moderne*, 18 novembre 1899.

dire *primitif*. L'atrophie musculaire n'est jamais le premier signe de la tuberculisation d'un sommet pulmonaire. Mais se montrant de bonne heure, alors que la percussion et l'auscultation ne décèlent que des modifications respiratoires sans signes adventices, elle peut être le signe révélateur qui attire l'attention sur un sommet que rien ne pouvait, au premier abord, faire soupçonner tuberculeux ; elle peut aussi s'ajouter à des signes sthétoscopiques vagues ou difficiles à interpréter, en particulier chez des femmes nerveuses dont les sommets respirent mal ou présentent des saccades inspiratoires, confirmer l'idée d'une tuberculose commençante mieux établie sur un faisceau de signes, ou apporter un élément nouveau à un diagnostic encore hésitant. » (1)

J'ai encore trois autres petits signes à exposer, dont deux très importants.

Au début de certaines tuberculoses, on voit parfois apparaître une *tachycardie* que rien n'explique, et cette tachychardie est souvent le signe révélateur de l'affection. Lasègue attachait, il y a plus de trente ans, une grande importance à ce symptôme, et M. Faisans en a fait une description magistrale. « La tachycardie, dit-il, est un phénomène tellement précoce qu'il

(1) E. Boix. L'amyotrophie scapulo-thoracique précoce comme signe révélateur ou confirmatif de la tuberculose pulmonaire au début. *Soc. méd. des hôpitaux*, 26 octobre 1900.

peut passer pour un symptôme prémonitoire. Je ne compte plus les cas où j'ai constaté une accélération notable du pouls et où j'ai soupçonné une tuberculose latente, six mois ou un an avant le jour où quelque trouble fonctionnel venait indiquer que le poumon commençait à se prendre. Dans ces conditions, il ne peut évidemment être question d'adénopathie trachéobronchique et de compressions nerveuses ; si le pneumogastrique est excité, ce qui est probable, il s'agit d'une excitation d'origine centrale et, sans doute, d'ordre toxique. C'est le virus tuberculeux qui, avant toute localisation perceptible sur les poumons, manifeste sa présence dans l'organisme par de la tachycardie ; et cela, je le répète, peut durer plusieurs mois. En voulez-vous un exemple ? J'ai donné mes soins, il y a deux ans, à un jeune homme d'une trentaine d'années qui avait joui jusque-là d'une santé parfaite, mais qui s'inquiétait de maigrir avec une rapidité vraiment effrayante. Il avait perdu, depuis deux mois, plus de 40 livres de son poids. Cet amaigrissement, qui avait débuté d'une manière brusque, à la suite d'émotions morales et de chagrins, ne s'accompagnait d'ailleurs d'aucun autre trouble de santé appréciable : l'appétit n'était pas plus mauvais qu'autrefois, les digestions s'effectuaient régulièrement, les urines ne contenaient rien d'anormal ; le malade ne toussait et n'expectorait jamais. Il n'y avait, bien entendu, jamais de fièvre ; et cependant le pouls était constamment au-dessus de 100 pulsations ; cette tachycardie n'allait pas sans un peu d'oppression à la suite des efforts ; le patient se fatiguait plus facilement qu'autrefois, mais c'était, avec l'amaigrissement, la seule chose dont il se plaignit.

Ce n'est qu'un an environ après le début de ces singuliers accidents, l'émaciation étant devenue vraiment extrême et la tachycardie étant restée permanente, que ce jeune homme fût pris d'une petite toux sèche, avec de légers accès de fièvre le soir ; j'assistai alors à l'évolution rapide d'une tuberculose subaiguë bronchopneumonique, et, en moins de trois semaines, je constatai tous les signes d'une induration du lobe supérieur droit, alors que, jusque-là, les diverses explorations pratiquées par moi et par d'autres médecins étaient restées parfaitement négatives...

J'ajouterai tout de suite que ces formes de tuberculose comportent en général un pronostic très sévère : livrées à elles-mêmes, elles tuent en quelques mois ; et quand elles sont combattues avec toutes les ressources de l'hygiène la mieux entendue, sans compter celles plus contestables de la thérapeutique, elles continuent leur marche, plus lentement il est vrai, mais tout aussi inexorablement vers leur terme fatal. Chez ces malades, il semble que la tuberculose, avant de porter ses coups décisifs, se soit appliquée à désarmer l'organisme, à briser sa résistance, à détruire ou à paralyser ses moyens de défense. Ce sont des formes qu'on pourrait appeler toxiques, par opposition aux formes virulentes qui procèdent d'une manière plus franche et plus brutale, en déterminant d'emblée des lésions granuliques ou bronchopneumoniques (1). »

J'ai maintes fois constaté, en dehors de toute fièvre appréciable au thermomètre (sauf par l'examen après la marche), la tachycardie chez des malades suspectés de tuberculose, et, au bout de peu de temps, l'ensemble de l'examen clinique et les recherches de laboratoire confirmaient la première impression fâcheuse. Je suis tout à fait de l'avis de M. Faisans, et je pense que c'est là un signe révélateur de grande valeur.

Par l'emploi du diapason dans l'exploration du thorax, M. Mignot, en utilisant successivement la recherche de la *résonnance* et celle de la *transmission*, a pu trouver des différences appréciables au niveau des sommets du poumon, au cas de tuberculose pulmonaire, et c'est là un signe qui, ajouté aux autres, peut rendre des services appréciables (1).

Enfin, *l'abaissement de la tension artérielle* peut donner aussi de précieuses indications, car on

(1) Faisans. De la tachycardie chez les tuberculeux ; son importance au point de vue du diagnostic, du pronostic et du traitement. *Semaine médicale*, 13 juillet 1898.

(1) Mignot. Emploi du diapason dans l'exploration du thorax. *Académie de Médecine*, 22 décembre 1903.

sait, depuis les recherches de M. Potain et celles de M. Marfan, que la tension est abaissée dans la tuberculose pulmonaire ; les travaux ultérieurs de M. Pierre Teissier ont mis en évidence le fait intéressant suivant : toute pression artérielle supérieure à 15 chez un phtisique rend très probable l'existence d'une complication aiguë ou chronique associée.

Tous les signes cliniques décrits dans ce chapitre sont des signes de probabilité en faveur de l'existence d'une tuberculose pulmonaire chronique à son début ; la certitude scientifique ne peut être donnée que par les méthodes de laboratoire qu'il me reste à exposer.

CHAPITRE III

Diagnostic par les méthodes expérimentales.
Le diagnostic de probabilité établi : par l'ingestion de l'iodure de potassium, par l'examen de l'urine, par l'odeur
des crachats, par les tracés pneumographiques, par l'examen radioscopique et radiographique, par le chimisme
respiratoire, par le séro-diagnostic de MM. Arloing et
Courmont, par l'injection de tuberculine.
Le diagnostic de certitude établi par la recherche des bacilles de Koch dans les crachats, par l'inoculation aux
animaux (voie péritonéale, voie sous-cutanée, voie mammaire), par les cultures sur le sang gélosé.
La valeur diagnostique de l'hémoptysie initiale.

Les méthodes d'expérimentation donnent plus de
précision pour le diagnostic précoce de la tuberculose
pulmonaire chronique que les méthodes cliniques exposées dans le chapitre précédent. Il faut cependant
en interpréter les résultats, car, à côté des signes de
certitude absolue qu'elles donnent — en tant que la
certitude puisse exister en médecine, — elles fournis-
sent des signes de probabilité intéressants aussi à con-
naître.

Les procédés expérimentaux, capables de donner des signes de probabilité en faveur du début d'une tuberculose pulmonaire chronique, sont basés sur l'ingestion d'iodure de potassium, sur l'examen de l'urine, sur l'odeur des crachats, sur les tracés pneumographiques, sur l'examen radioscopique et radiographique des poumons, sur les injections de sérum artificiel, sur le séro-diagnostic de MM. Arloing et Courmont, et surtout sur l'injection de tuberculine.

L'iodure de potassium, donné par doses de 0 gr. 50 à un gramme par jour, est capable, d'après les remarques de M. Sticker, de mettre en évidence un foyer latent de tuberculose, en provoquant une zone de congestion autour des follicules bacillaires, congestion facilement décelable à l'auscultation. Ce procédé m'a permis de fixer un diagnostic dans plusieurs cas douteux.

Du côté des urines, on peut observer *l'albuminurie prétuberculeuse*, décrite par M. Teissier (de Lyon). Elle est légère, fugace, intermittante, se produisant surtout le matin. L'examen des urines révèle souvent aussi à cette période de la polyurie et de la polyurie avec phosphaturie, élimination de 8 à 10 grammes de phosphates terreux dans les 24 heures.

L'odeur des crachats peut, d'après M. Ferran (de Barcelone), servir à diagnostiquer la tuberculose dans les crachats les moins riches en bacilles tuberculeux, ces bacilles pouvant échapper à l'examen microscopique. M. Ferran admet le saprophytisme du bacille de

Koch, et j'ai été un des premiers après lui à soutenir, dès 1898(1), cette opinion. Or le bacille saprophytique accompagnant le bacille de Koch sécrète de la spermine. En favorisant dans un crachat suspect la pullulation de ce bacille, on développe de la spermine très facilement reconnaissable à l'odorat. En mélangeant dans un vase stérilisé 10 centimètres cubes de sérum de cheval avec 3 ou 4 centimètres cubes d'un crachat suspect, et en laissant le tout à l'air à une température de 37°, on perçoit au bout de 30 à 36 heures une odeur très forte de spermine, permettant d'expliquer ainsi l'existence d'un bacille tuberculogène dans l'expectoration suspecte.

La *pneumographie* a donné à MM. Hirtz et Georges Brouardel des résultats intéressants pour le diagnostic précoce de la tuberculose. A l'état normal, le tracé pneumographique se développe en quatre temps. Le premier temps caractérise l'inspiration par une ligne oblique. Le deuxième temps représente la période de plénitude du poumon par une ligne horizontale. Le troisième temps donne un ligne oblique, ligne d'expiration. Le quatrième temps représente dans une ligne horizontale la période de vacuité pulmonaire. Au cas de tuberculose commençante du sommet du poumon,

(1) Louis Rénon. Sur les formes actinomycosiques de *l'aspergillus fumigatus*: essai de comparaison entre ces formes et celles du bacille de Koch. *Congrès de la tuberculose.* Paris, 1898.

les quatre temps normaux se confondent en trois temps ; la ligne qui représentait normalement la période de vacuité pulmonaire a disparu ; la ligne d'expiration qui est alors prolongée forme une ligne courbe ; la ligne d'inspiration est plus longue que normalement; la ligne de plénitude persiste. Cette formule pneumographique n'a été retrouvée dans aucune autre pneumopathie (1).

MM. Albert Robin et Binet, dans des travaux pleins d'intérêt, ont trouvé le *chimisme respiratoire* très augmenté dans la tuberculose. Ils ont pu même déceler, grâce à leur procédé, l'existence d'une prédisposition à la tuberculose. Les états de déchéance prétuberculeuse relèvent d'une vitalité « exaspérée jusqu'à l'auto-consomption » et non, comme on le pense généralement, d'une vitalité amoindrie. Aussi, une médication tonique à outrance achève-t-elle la consomption de l'organisme, tandis qu'on obtient les plus heureux résultats d'une médication capable de restreindre l'hyper-oxygénation organique. Cette méthode, très intéressante, assez délicate à manier, n'est pas encore entrée dans la pratique courante.

Il n'en est pas de même de l'*exploration par les rayons X*, c'est-à-dire de la *radioscopie* et de la *radiographie*, appliquées par M. Bouchard et par M. Béclère à l'examen des pneumopathies. Les lésions tu-

(1) Hirtz et G. Brouardel. Pneumographie clinique. *Presse médicale*, 19 mai 1900.

berculeuses, depuis les granulations disséminées jusqu'aux infiltrations confluentes, chassent l'air des al-
véoles et diminuent la transparence du parenchyme
pulmonaire. A l'écran radioscopique, comme sur la radiographie, on voit des taches sombres, plus ou moins
foncées, remplacer les parties blanches du parenchyme
normal. Parfois, il existe un peu d'emphysème autour
des lésions tuberculeuses, les vésicules emphyséma-
teuses étant remplies d'air. En pareil cas, l'image des-
sinée sur l'écran ne sera qu'une résultante du défaut
de transparence produit par la partie indurée, con-
densée, infiltrée et de la transparence due à l'air de
l'emphysème, et on pourra fort bien ne pas observer
d'opacité sur l'écran. Les résultats sont donc souvent
difficiles à interpréter. Cependant, en pratiquant l'examen d'une façon très méthodique et très précise, en
utilisant un diaphragme de plomb et en faisant varier
l'ampoule pour regarder un peu obliquement, il est
rare qu'on n'arrive pas à déceler la lésion. On voit alors,
localisée au sommet de l'un ou des deux poumons, une
diminution de la clarté normale ; parfois on aperçoit
de petites zones opaques tachetées et marbrées qui
correspondent à des noyaux d'infiltration tuberculeuse.
On peut encore observer le signe de Williams, tiré de
l'examen fonctionnel du diaphragme. Très souvent la
diminution de clarté de l'un des sommets s'accompagne
d'une diminution des mouvements d'abaissement de la
moitié correspondante du diaphragme. C'est même

2.

parfois le seul signe observé. L'examen radiographique confirme l'examen radioscopique du poumon, mais il n'a pas la même valeur que lui, ne pouvant fixer l'image que dans un seul point. C'est donc l'examen radioscopique qui doit toujours être préféré pour avoir le maximum de résultats. Le diagnostic précoce de la tuberculose par les rayons X, s'il met indiscutablement en lumière des modifications de transparence du sommet des poumons, n'a pas pour moi une valeur absolue, car des affections autres que la tuberculose peuvent amener des opacités sur l'écran : telle, par exemple, cette atélectasie pulmonaire névropathique dont je, parlerai dans les chapitres suivants.

On peut faire le diagnostic précoce de la tuberculose pulmonaire par des *injections de sérum artificiel.* MM. Hutinel et Lesage ont mis en évidence l'élévation de la température produite par les injections d'eau salée chez les enfants tuberculeux. Partant de ce principe, M. Sirot (de Beaune) s'est demandé si l'on ne pourrait pas déceler une tuberculose méconnue ou latente par les injections de sérum artificiel D'autres recherches infirmèrent cette idée, reprise cependant par M. Combemale (de Lille) (1). Des travaux de cet auteur, il résulte que ce procédé ne donne pas la cer-

(1) Combemale et Mouton. Le sérum artificiel, moyen de diagnostic précoce de la tuberculose pulmonaire. *Gazette heb. de médecine et de chirurgie*, 25 janvier 1900.

titude, mais une présomption, quand il est positif ; il faut alors mettre en œuvre d'autres moyens pour parfaire le diagnostic ; mais, comme le procédé est inoffensif, on peut l'utiliser d'abord avant de recourir à la tuberculine.

On pratique, pour la recherche de la tuberculose, *le séro-diagnostic*, comme on le fait pour la fièvre typhoïde, mais la méthode est bien plus difficile, car il faut faire subir de grandes modifications aux cultures habituelles de tuberculose. Dans les ballons ordinaires de bouillon où s'est développé le bacille de Koch, on constate, à la surface du liquide, un large voile, épais, ridé, très gluant. Si l'on prend une mince parcelle de ce voile et si l'on cherche à voir au microscope les bacilles qu'il renferme, on a les plus grandes difficultés à l'étaler sur une lamelle, car les micro-organismes sont fortement agglomérés les uns contre les autres. Le même état existe sur les milieux solides, la gélose glycérinée ou la pomme de terre, et cet état d'immobilisation des bacilles par accolement eut à tout jamais rendu impossible le séro-diagnostic de la tuberculose, sans une découverte considérable de MM. Arloing et Courmont, procédant directement des idées émises par M. Ferran (de Barcelone) sur le transformisme du bacille de Koch. En effet, pour pratiquer un séro-diagnostic, il faut avoir des bacilles libres, des bacilles mobiles, car si ceux-ci sont agglutinés par avance, la méthode ne peut avoir aucune valeur scientifique. En

1898, M. Arloing parvint à obtenir une race de bacilles, de Koch qui donnait des cultures homogènes en milieu liquide. Ensemencé en bouillon glycériné dans un matras que l'on agite tous les jours, ce bacille, comme l'ont montré MM. Arloing et Courmont, produit en dix jours un trouble uniforme; le bouillon n'est plus transparent, et, si l'on en examine une goutte au microscope, on voit les bacilles isolés et mobiles. Pour le séro-diagnostic, on utilise des cultures âgées de près d'un mois et diluées, avant d'en faire usage, dans le sérum physiologique. « Les cultures très riches, qui ont poussé très vite, s'agglutinent trop facilement; les cultures dont le développement s'est fait péniblement s'agglutineront trop difficilement. Pour apprécier les cultures, on les essaye avec un *sérum-étalon* qui agglutine, à un titre connu, une culture normale ; si la culture est trop tendre, on la remet à l'étuve ; se elle est trop dure, on la dilue jusqu'à ce qu'elle donne avec le sérum-étalon une agglutination normale ; avec un peu d'habitude, on reconnaît à l'œil nu si une culture est favorable à l'agglutination, mais l'emploi du sérum-étalon s'impose néanmoins toujours. » (1) On recueille ensuite, par piqûre d'un doigt ou par application d'une ventouse scarifiée, un centi-

(1) L. Nattan-Larrier. *Diagnostic de la tuberculose par les nouveaux procédés de laboratoire.* Paris, Masson, 1905, p. 3.

mètre cube et demi de sang. Le séro-diagnostic est essayé au cinquième, au dixième, au quinzième et au vingtième, dans de petits tubes de verre. La réaction est terminée au bout de deux à six heures. Elle est caractérisée par l'éclaircissement complet de la culture et par la précipitation des bacilles « en petits flocons neigeux ou en amas pulvérulents ». Pour être valable, le séro-diagnostic, ainsi examiné à l'œil nu, ne doit plus permettre de trouver trace d'aucun trouble du liquide.

Quelle est la valeur du séro-diagnostic ? Cette question, très discutée au début de la méthode, est résolue aujourd'hui, et la valeur du procédé est grande sur des sujets indemnes de fièvre typhoïde ou de traitement mercuriel antérieurs, car il y a là deux causes d'erreur qu'il importe de soigneusement éviter. Fait intéressant, le séro-diagnostic donne des résultats exacts dans le cas de lésions tuberculeuses discrètes du début, et il est, au contraire, souvent négatif aux périodes de ramollissement et de cavernes, où beaucoup d'autres signes permettent d'assurer le diagnostic. Somme toute, on peut dire que, si le séro-diagnostic est positif, on doit admettre l'existence d'une tuberculose ; s'il est négatif, cela ne veut pas dire que le malade ne soit pas tuberculeux, cela veut dire simplement qu'il faut recourir à d'autres moyens d'exploration.

Parmi ceux-ci, un procédé capable de donner une très grande probabilité, procédé qui « malgré ses inconvénients a le mieux fait ses preuves (1) », *l'é-preuve de la tuberculine*, doit être tout d'abord signalé. L'injection de petites doses de tuberculine T. R., doses cependant considérables, comparées aux doses actuelles, fut pratiquée à l'hôpital St-Louis en 1890, lors de l'essai de la « lymphe de Koch » chez les lupiques. Je me rappelle le résulat de ces injections pratiquées dans le service de mon regretté maître Emile Vidal ; après l'inoculation d'une dose de 2, 3 et même 4 milligrammes de tuberculine faite à 10 heures du matin, on notait de midi à deux heures une grande élévation de température, aux environs de 40° et même plus, accompagnée d'une congestion intense de la zone lupique ; parfois on constatait le développement d'un processus congestif au niveau d'un sommet pulmonaire, d'un rein, d'un os ou d'une articulation. Il y avait mise en évidence congestive d'un foyer tuberculeux latent. Un an plus tard, M. Nocard est venu proposer les injections de tuberculine comme procédé de diagnostic de la tuberculose chez les bovidés, et à l'heure actuelle, les médecins l'utilisent dans le diagnostic de la tuberculose humaine, mais à des doses très minimes. MM. Grasset et Vedel débutent par une première dose d'un dixième de milligramme,

(1) Ch. Achard. Diagnostic précoce de la tuberculose. *Volume des rapports du Congrès de la tuberculose*, Paris, Masson, 1905, p. 55.

dose qu'on peut augmenter ensuite jusqu'à deux, trois ou quatre dixièmes de milligramme. On laisse les malades couchés et on prend la température toutes les deux heures. La réaction fébrile peut apparaître au bout de cinq heures; parfois, elle ne se manifeste qu'au bont de 24 ou 36 heures. Si elle n'atteint qu'un demi degré, sa valeur est discutable; si elle atteint ou dépasse un degré, sa signification est au contraire des plus nettes. J'ai utilisé souvent la réaction à la tuberculine, sans aucun accident ni incident; mais il faut s'assurer, par un examen très minutieux, que le malade n'a pas la malchance d'avoir un autre foyer tuberculeux caché, et surtout porter ses investigations du côté du système nerveux central, pour ne pas voir un foyer de méningite bacillaire révélé par la tuberculine au grand détriment du malade.

Il me reste à parler maintenant des signes de certitude dans le diagnostice précoce de la tuberculose pulmonaire chronique. Ces signes reposent sur la *présence directe ou indirecte* du bacille de Koch dans l'expectoration ou dans le sang des malades. Ce sont des signes de certitude, mais leur présence indique que la tuberculose n'est plus tout à fait à son début, car la certitude implique forcément un certain degré dans l'évolution même précoce, des lésions.

Si le malade crache un peu le matin, comme la chose arrive fréquemment, c'est cette expectoration qu'on doit recueillir *pour y chercher le bacille.* On opère par la méthode de Ziehl. Après avoir fixé sur une lamelle une parcelle de crachat par la chaleur ou par l'alcool ou l'éther, on verse sur la lamelle un peu de liquide de Zeihl (solution de fuschine phéniquée à 1 p. 100) et l'on fait chauffer le tout sur une flamme de lampe à alcool ou de bec de Bunsen jusqu'à production de vapeurs. On lave ensuite à l'eau distillée, puis on décolore, en passant la lamelle dans une solution d'acide nitrique au tiers ou d'aniline chlorhydrique à 2 p. 100. Après un second lavage, on colore le fond avec une solution de bleu de méthylène. Les bacilles sont colorés en rouge, et les éléments histologiques prennent une couleur bleu qui fait bien ressortir les bacilles. La présence de ces micro-organismes n'est pas toujours suffisante à elle seule pour affirmer le diagnostic, si l'on est en présence — chose exceptionnelle dans l'expectoration, — de bacilles saprophytiques, de bacilles pseudo-tuberculeux, appelés encore acido-résistants, parce qu'ils ne se décolorent pas par l'acide nitrique. Parmi ces bacilles, je citerai le bacille du smegma préputial, le bacille de la phléole, le bacille du beurre et toute une série d'autres, dont la liste s'allonge tous les jours. Mais ces bacilles ne sont pas virulents pour les animaux de laboratoire. Aussi en cas de doute, est-il préférable d'inoculer les crachats à ces animaux. On utilise encore l'inoculation expérimentale, si l'expectoration ne contient pas de bacilles (1).

Par la *méthode expérimentale*, on injecte à un cobaye du bouillon ou du sérum physiologique contenant le crachat suspect dilué. On peut inoculer le cobaye de trois façons différentes, dans le péritoine, sous la peau ou dans les glandes mammaires en état d'activité. Par la voie péritonéale et par la voie sous-cutanée, on provoque en six semaines la mort de l'animal qui succombe à la cachexie tuberculeuse. A l'autopsie, on trouve sur le péritoine et sur les principaux viscères des tubercules, preuves de l'infection. Pour qu'on ne puisse pas discuter la valeur des résultats, il vaut mieux pratiquer l'inoculation sous la peau ; il se forme à l'endroit de la piqûre un abcès tuberculeux, un chancre d'inoculation, avec traînée

(1) Il est classique de voir des humeurs et des tissus, dans lesquels on ne découvre pas au microscope de bacilles de Koch, déterminer la tuberculose expérimentale du cobaye. On admet que le nombre très restreint des bacilles a pu échapper aux investigations. J. Ferran (de Barcelone) a remarqué la grande fréquence de ces faits ; pour lui, la tuberculisation expérimentale des animaux tient dans ces cas à l'existence d'un bacille « tuberculogène», qui n'est pas encore acido-résistant, difficile à découvrir au moyen des cultures et des réactifs colorants. (J. Ferran, Le saprophytisme des bacilles tuberculogènes. *Archives générales de médecine*, 21 novembre 1905, p. 2960.)

de lymphangite tuberculeuse ; l'animal succombe à une tuberculose viscérale généralisée, décelable à l'autopsie. La voie mammaire a été préconisée par MM. Nattan-Larrier et Griffon. Ces auteurs inoculent le crachat suspect dans la mamelle d'un cobaye en lactation. Ils conseillent de prendre, comme animal de choix, une femelle ayant mis bas depuis quatre à cinq jours (la mamelle est alors en pleine activité fonctionnelle). On peut aussi utiliser la femelle dans les derniers jours de la gestation et tant que dure l'allaitement.

On remplit une seringue avec le produit suspect, et on enfonce obliquement l'aiguille en dedans du mamelon dans la direction du sac glandulaire, étendu, chez le cobaye, du mamelon à la vulve ; on peut injecter de un à trois centimètres cubes de la solution à examiner. La glande se distant sous l'action de l'injection. Au bout de quelques jours, elle se tuméfie et s'indure, la sécrétion lactée devient séreuse, jaunâtre, puis puriforme ; une adénopathie inguinale apparaît au bout de la deuxième ou de la troisième semaine, la glande s'ulcère, se fistulise, et l'animal succombe à la tuberculose généralisée. On recherche le bacille par l'examen régulier de la sécrétion du mamelon, on colore par la méthode de Ziehl, et, du huitième au quinzième jour, on trouve les bacilles isolés ou en petits groupes. La voie mammaire à l'avantage de faire gagner du temps sur l'inoculation péritonéale ou sous-cutanée ; elle présente un seul inconvénient : la difficulté d'avoir à sa disposition un cobaye en lactation.

La mise en évidence des bacilles dans les crachats des tuberculeux par les *cultures* serait un bon moyen de diagnostic ; malheureusement, il est impossible à réaliser directement, en raison de la présence constante des microbes d'infection secondaire, staphylocoques, streptocoques, dans l'expectoration bacillaire et qui empêcheraient le bacille de Koch, dont l'évolution est tardive, de se développer. Aussi, pour obtenir des cultures de tuberculose, en partant des crachats des tuberculeux, est-il indispensable de passer par l'intermédiaire de l'organisme animal. On broie la rate du cobaye mort de tuberculose expérimentale, et on ensemence des fragments spléniques dans les milieux au sang gélosé, préconisés avec raison par MM. Bezançon et Griffon. On obtient ainsi en quinze jours, trois semaines, un mois au maximum, des cultures nettes de tuberculose, ce qui confirme absolument le diagnostic.

Il est très rare, au début de la tuberculose pulmonaire chronique, que le bacille se trouve dans le sang. Aussi les procédés d'examen du bacille dans le sang, basés soit sur la dissolution du caillot par la lessive de soude (procédé de MM. Bezançon, Griffon et Philibert), soit sur la digestion du caillot (inoscopie de

M. Jousset), n'auront presque jamais l'occasion d'être appliqués pour le diagnostic précoce.

Tels sont les divers éléments du diagnostic précoce de la tuberculose pulmonaire chronique, par les méthodes cliniques et par les méthodes expérimentales. Il faut recourir à leur emploi dès qu'un signe quelconque, amaigrissement, petite toux légère matutinale, attire l'attention de ce côté, et à plus forte raison si le malade vient de présenter une hémoptysie.

J'ai volontairement laissé de côté jusqu'ici l'*hémoptysie*, désirant en parler à cette place. L'hémoptysie survenant dans le cours d'une santé en apparence parfaite est quelquefois le premier signe d'une tuberculose pulmonaire ; mais, la plupart du temps, il n'en est pas ainsi. Quand l'hémoptysie apparaît, il existe déjà des lésions assez marquées pour qu'on trouve des bacilles dans le sang de l'hémoptysie. Celle-ci n'est d'ailleurs pas toujours tuberculeuse, comme je le montrerai dans le chapitre suivant, qui traitera du diagnostic différentiel.

CHAPITRE IV

Le diagnostic différentiel de la tuberculose à son début.
Diagnostic avec les pseudo-tuberculoses : l'aspergillose,
l'actinomycose, les rhizormucoses.
Diagnostic avec les atélectasies nerveuses du poumon chez
les hystériques et les neurasthéniques ; difficulté du
diagnostic de la tuberculose pulmonaire par l'auscultation.
Diagnostic avec les affections spécifiques : l'arthritisme,
le cancer, la syphilis.
Diagnostic des formes prenant le masque de l'asthme, de
la chlorose, etc.

Le diagnostic différentiel du début de la tuberculose
pulmonaire chronique comprend l'exposé de quatre
ordres principaux de faits pathologiques pouvant
simuler la tuberculose. Ce sont d'abord des affections
parasitaires, les pseudo-tuberculoses. C'est ensuite
une variété clinique intéressante d'atélectasie pulmonaire, puis toute une série de lésions spécifiques non
tuberbuleuses, comme l'arthritisme, la syphilis et le
cancer, ce sont enfin quelques affections dont la tuberculose revêt les apparences, comme l'asthme et la
chlorose.

Examinons les unes après les autres ces diverses maladies, en commençant par les *pseudo-tuberculoses*.

D'après la théorie phagocytaire, le tubercule est une réaction cytologique de défense contre le bacille de Koch. Mais il n'est nullement spécifique de la tuberculose. D'autres agents peuvent provoquer des formations tuberculeuses : des corps inorganiques, comme des poussières, minérales, des corps organisés, comme des œufs de vers, des microbes, comme toute la série des bacilles et des champignons, contre lesquels l'organisme se défend, en donnant naissance à des tubercules. Le nombre des pseudo-tuberculoses est très élevé et la question du saprophytisme du bacille de Koch permet de faire rentrer dans ce groupe toute une série d'affections produite par des bacilles acido-résistants. Au point de vue pratique, j'examinerai seulement ici les pseudo-tuberculoses mycosiques, dont l'étude est complète, c'est-à-dire l'aspergillose, l'actinomyces et les mucormycoses.

L'aspergillose est une mycose de forme pseudo-tuberculeuse, due à l'envahissement de l'organisme par un champignon, l'aspergillus fumigatus, dont l'action pathogène a été découverte en France par MM. Dieulafoy, Chantemesse et Widal. Cette mycose, objet de tous mes travaux pendant cinq ans (1), peut

______

(1) Louis Rénon *Etude sur l'aspergillose chez les ani-*

envahir tous les organes, mais elle est beaucoup plus fréquente dans l'appareil pulmonaire. Les symptômes de l'aspergillose pulmonaire simulent ceux de la tuberculose au début, car l'aspergillus fumigatus crée dans le parenchyme pulmonaire des foyers de nécrose, identiques à ceux des tubercules caséifiés. Ces foyers nécrotiques, semblables à ceux provoqués par le bacille de Koch, s'évacuent au dehors par la voie bronchique, en provoquant des hémoptysies, car ils sont entourés d'une zone de congestion du parenchyme pulmonaire plus ou moins intense. Dans l'expectoration, il est alors facile de déceler le mycélium caractéristique. Il existe une tendance très nette à la cicatrisation du foyer nécrotique évacué par un processus très fibreux, une véritable fibrose alvéolaire, comme nous l'avons observé dans une autopsie rapportée en 1895 avec M. Sergent, chez un gaveur de pigeons. Si les cavités ne s'oblitèrent pas, la tuberculose de Koch peut venir s'y greffer, donnant lieu à l'évolution d'une bacillose secondaire. Celle-ci, par suite du processus fibreux déterminé par l'aspergillose, a une marche particulièrement lente et une tendance marquée à la guérison.

Le diagnostic de la tuberculose et de l'aspergillose ne peut être fait par la clinique, les signes fonction-

maux et chez l'homme. Paris, 1897, et *L'Aspergillose, maladie primitive.* Congrès international de Paris, 1900.

nels et physiques des deux affections étant semblables, malgré quelques faibles nuances cliniques.
On songera à l'affection, quand chez un malade por-
teur de lésions tuberculeuses reconnues telles à
l'examen physique, la marche des accidents sera lente,
leur évolution torpide, avec persistance d'un bon état
général. La probabilité deviendra beaucoup plus
grande si le malade est, par sa profession, exposé à
manier souvent les graines ou les farines (gaveurs de
pigeons, peigneurs de chevaux, meuniers, graine-
tiers, etc.); elle se changera presque en certitude, si
l'on constate, dans certains crachats, l'absence du
bacille de Koch, pour devenir une réalité si l'on trouve
du mycelium dans cette expectoration. C'est donc sur
l'examen bactériologique que sera basé tout entier le
diagnostic.

Pour la recherche des bacilles, on se servira du procédé courant de Ziehl-Kühne (coloration des crachats
pendant vingt minutes à chaud par la fuschine de
Ziehl, décoloration pendant quatre à cinq secondes
par le chlorhydrate d'aniline en solution à 2 p. 100,
lavage à l'alcool absolu, coloration du fond au bleu de
Kühne) ou mieux, du procédé lent, surtout si l'on ne
trouve pas de bacilles par le procédé rapide (mêmes
opérations que plus haut, mais séjour des lamelles
dans la liqueur de Ziehl de douze à vingt-quatre
heures à froid). Dans les cas où ces examens seraient
négatifs, il faut s'assurer de l'absence de bacilles par

l'inoculation des crachats au cobaye : si quarante à cinquante jours après l'injection les animaux ne présentent aucune trace de lésion tuberculeuse vérifiée bactériologiquement au point d'inoculation, la question est jugée : il ne s'agit point de tuberculose de Koch.

La recherche des fragments du mycelium dans les crachats sera faite à l'aide d'une solution aqueuse de safranine, ou mieux par coloration à la thionine (1).

Si cette recherche est négative, il faudra recourir aux cultures ; si elle est positive, il faudra s'y adresser aussi pour s'assurer qu'il s'agit bien d'un mycelium aspergillaire. Les crachats frais et recueillis aseptiquement seront ensemencés sur tubes de liquide de Raulin stérilisé, que l'on portera à l'étuve à 37 degrés ; ce milieu de culture ne permet pas le développement des microbes et laisse aux aspergillus la possibilité de pouvoir effectuer l'évolution de leur feutrage mycelien et de leurs spores.

En effet, si le crachat contient des spores ou du mycelium, on verra, dès le second jour, s'élever *de la parcelle ensemencée* des filaments isolés qui se réuniront en une touffe de mycelium qui montera pro-

(1) La thionine a donné d'excellents résultats pour la coloration du mycelium aspergillaire dans les coupes et dans toutes les préparations. Je me sers de la formule de Nicolle : thionine, 0 gr. 50 ; acide phénique, 1 gr. ; alcool absolu, 10 cc. ; eau distillée, 90 gr.

3.

gressivement vers la surface du liquide, et qui mettra un temps variable, de trois à dix jours, pour gagner cette surface. Il s'y forme, quelques heures plus tard, un tapis velouté blanchâtre, absolument caractéristique, qui, 20 heures après, se couvre de spores verdâtres ; ceux-ci deviennent couleur noir de fumée au bout de quelques jours.

Il faut encore aller plus loin et vérifier l'action pathogène du champignon ainsi trouvé, ce qui affirmera d'une façon absolue la notion d'aspergillus fumigatus, les deux espèces développées dans ces conditions, l'aspergillus niger et l'aspergillus glaucus, n'étant point pathogènes.

On diluera une certaine quantité de spores ainsi formées dans un liquide stérilisé (bouillon, eau salée), pour en faire une émulsion légèrement trouble qu'on injectera dans la veine axillaire d'un pigeon ou dans la veine de l'oreille d'un lapin, ce qui est beaucoup plus facile. L'animal succombera en 4 à 8 jours à une tuberculose généralisée de tous les viscères, mais surtout des reins : un fragment de cet organe ensemencé dans un tube de liquide de Raulin reproduira en 3 à 6 jours une culture d'aspergillus fumigatus. Le cycle sera complet, et on ne pourra, *en aucune façon*, mettre en doute l'existence du champignon dans les crachats.

J'ai longuement insisté sur cette partie expérimentale du diagnostic, car c'est la seule manière d'arriver à une connaissance précise de l'affection, comme le témoignent toutes les observations où cette technique a été suivie, observations qui se sont beaucoup multipliées pendant ces dernières années.

L'*actinomycose* du sommet du poumon peut simuler la tuberculose pulmonaire à son début. L'actinomyces est un champignon capable d'envahir tout l'organisme. Il se développe dans les os, dans la peau, dans les organes internes. Le poumon peut être atteint primitivement ou secondairement, à la suite d'actinomycose de la colonne vertébrale, de la plèvre ou du foie. Au cas d'actinomycose pulmonaire primitive, le diagnostic avec la tuberculose est extrêmement difficile, et tout à fait impossible par les ressources seules de la clinique ; il ne peut encore être fait qu'au cas d'ouverture du foyer dans les bronches, chose absolument exceptionnelle au premier stade de l'affection. L'expectoration est couleur chocolat, puriforme, contenant à la fois du pus et du sang. A l'examen microscopique, on trouve des globules rouges, des leucocytes et des grains jaunes, caractéristiques de l'actinomyces. Ces grains jaunes sont composés eux-mêmes de feutrages mycéliens avec les crosses actino-mycosiques spécifiques de la lésion. S'il s'agit d'une actinomycose pulmonaire secondaire, il faut rechercher aussi le foyer primitif.

La troisième pseudo-tuberculose, sur laquelle je désire attirer l'attention, est la *mucormycose*. Parmi

les mucorinées pathogènes, le rhizomucor parasiticus
a provoqué chez l'homme des signes analogues à la
tuberculose pulmonaire ; le diagnostic de la mycose
peut être fait pendant la vie. MM. Lucet et Costantin
ont constaté la présence de ce parasite chez une malade atteinte depuis quelques mois d'une lente affection des voies respiratoires, et chez laquelle on avait
suspecté la tuberculose (1). Les crachats ne contenaient pas de bacilles de Koch, mais des globules
sphériques, pourvus de prolongements rappelant
ceux qu'on voit dans l'aspergillose, et qui n'étaient
autres que des spores intactes, des spores en germination et des fragments de mycélium ; ensemencés
sur liquide de Raulin, les crachats donnèrent une
espèce particulière, le rhizomucor parasiticus. Ses
cultures, d'abord grisâtres, deviennent ensuite brun
fauve grisâtre. Le parasite commence à croître à
22 degrés et végète très bien entre 34 et 44 degrés.
Inoculé par la voie veineuse avec des spores du champignon, le lapin meurt au bout de quatre jours avec
des reins congestionnés, piquetés de rouge, un foie
hypertrophié, jaunâtre, une rate énorme, noire, des
ganglions intestinaux hyperhémiés et l'urine sangui-
nolente. De la pulpe de foie étalée sur pomme de
terre, à titre de contrôle, donne rapidement une

(1) Lucet et Costantin. Les mucorinées pathogènes.
Archives de parasitologie, 1901, IV, n° 3, p. 362.

culture du parasite. Des inoculations dans le péritoine amènent également la mort de l'animal en quatre à sept jours, avec des lésions de même ordre. Il existe parfois, dans les organes, de petits tubercules ; mais ils sont infiniment moins nombreux que dans l'aspergillose expérimentale.

Une classe toute particulière, et mal connue de pneumopathies, peut simuler le début de la tuberculose pulmonaire chronique, ce sont les *atèlectasies nerveuses du poumon.* Cet état très spécial peut se rencontrer dans les névroses, dans l'hystérie, dans la neurasthénie. Il simule la tuberculose, en raison des modifications de percussion et surtout d'auscultation qu'il provoque au sommet ou dans la totalité d'un poumon ; il donne même sur l'écran fluorescent, à la radioscopie, des images pouvant être interprétées faussement en faveur de la tuberculose. Déjà, en 1883, M. Huchard avait montré chez les hystériques, en plus des hémoptysies, l'existence d'une submatité sous-claviculaire sous la dépendance d'un processus purement nerveux. Cette question s'est posée, pour moi, à l'état aigu, dans un cas très curieux rapporté avec M. Sollier, à la Société médicale des hôpitaux (1).

(1) Louis Rénon et P. Sollier. Fausse phtisie de nature hystérique ; signes stéthoscopiques et radiographiques. Guérison par le réveil de la sensibilité dans l'hypnose et

Il s'agissait d'une pseudo-phtisie de nature hystérique dont nous avons pu suivre toute l'évolution. Ce fait bizarre, et qui tient du roman, tire tout son intérêt des circonstances particulières qui l'ont vu naître, de la difficulté extrême de la diagnose masquée par des signes stéthoscopiques, radioscopiques et généraux de la plus haute valeur, des phénomènes d'autoreprésentation organique qui l'accompagnaient, enfin de la thérapeutique rationnelle et systématique qui a amené la guérison complète. Dans notre cas, tout se trouvait réuni au début pour égarer le diagnostic : l'amaigrissement, la toux, la présence de frottements pleuraux, la révélation par la radioscopie d'un état de condensation du poumon, les accès de fièvre, la tachycardie enfin, dont la valeur significative est si grande en pareil cas. Quand les phénomènes se sont accusés davantage, le doute n'a plus été possible, et l'hystérie s'est imposée, rendant parfaitement compte de tous les faits. Chez les anorexiques hystériques graves, il existe presque toujours une diminution de l'amplitude respiratoire, surtout marquée du côté le plus anesthésique. Celle-ci peut s'accompagner de signes d'auscultation simulant ceux de la tuberculose pulmonaire, et qui ne sont point suffisants pour assurer le dia-

les exercices de gymnastique respiratoire. Phénomènes d'auto-représentation organique. *Soc. méd. des hôpitaux,* 8 novembre 1901, et *Bulletin médical,* 9 novembre 1901.

gnostic. Il semble qu'il s'agisse là d'un état atélectasique d'un des sommets des poumons dû à l'insuffisance d'expansion des mouvements respiratoires ; la
radioscopie, en indiquant une modification de la
transparence thoracique, rend compte de cet état,
mais, si l'on interprète ses résultats dans le sens
d'une tuberculose, comme chez notre malade, on est
exposé à se tromper. L'existence d'anesthésie avec
ou sans point douloureux à la pression, avec ou sans
correspondance de la douleur avec la tempe du même
côté, également anesthésique, permet seule de faire le
diagnostic. Cet état s'accompagne de phénomènes
subjectifs qu'il faut rechercher, les malades n'y prenant pas garde ou ne voulant pas les avouer, comme
il arrive si souvent dans l'hystérie ; tels, par exemple,
les faits bien rares et bien curieux d'auto-représentation des organes. La restauration de la sensibilité respiratoire par des exercices appropriés, soit à l'état de
veille, soit dans l'hypnose si les troubles sont très
anciens et très profonds et si l'anesthésie est très
accentuée, jointe au relèvement de la nutrition géné-
rale par une alimentation normale et combinée avec
l'isolement, tel est le traitement le plus efficace de
cette fausse phtisie. C'est en somme le traitement
général de la grande hystérie.

Depuis cette époque, j'ai observé plusieurs faits
identiques, dont deux d'une netteté indiscutable, l'un
chez une hystérique, l'autre chez un de mes confrères

de province, tout à fait neurasthénique. Dans les deux cas, il existait une obscurité respiratoire du côté droit, et le diagnostic de tuberculose fut porté. Le traitement de la névropathie eut raison des accidents. Je pense donc que, dans le diagnostic par l'auscultation préconisé par M. Grancher, il peut y avoir une cause d'erreur tenant à ces faits curieux dont il faut tenir grand compte ; souvent, chez les névropathes, la différence d'auscultation d'un sommet sur l'autre tient uniquement à un état atélectasique pulmonaire d'origine névropathique.

Parfois, des signes identiques se rencontrent chez des malades atteints de lésions rhino-pharyngées, ou même simplement dans le « faux adénoïdisme » névropathique sur lequel l'abbé Rousselot et M. Natier ont attiré l'attention chez les névropathes, il y a quelques années.

Certains signes, apanage de lésions spécifiques, peuvent encore simuler la tuberculose à son début, comme dans l'arthritisme, le cancer et la syphilis.

L'arthritisme, cet état constitutionnel difficile à expliquer, mais d'une réalité clinique indiscutable, avec ses métastases successives de migraine, d'eczéma, d'asthme, de diabète, de lithiases diverses, l'arthritisme produit parfois des congestions du sommet du poumon simulant complétement la tuberculose, et distinctes des râles observés aux bases du poumon par

Collin et par Elie Percepied (1). J'ai pu, chez une malade observée et suivie depuis dix-huit ans, constater des signes de congestion du sommet avec nombreux râles sous-crépitants. La malade, migraineuse et eczémateuse, n'a jamais réagi aux diverses recherches de laboratoire faites pour élucider la question, et les signes congestifs persistent toujours, n'étant certainement pas sous la dépendance de la tuberculose.

Le diagnostic de la *syphilis pulmonaire* est toujours très difficile, s'il n'existe pas, en même temps que les accidents, un stigmate, véritable raison sociale de la syphilis, comme une ulcération tuberculo-ulcéreuse du tégument, une gomme osseuse, une déformation nasale, etc., indiquant l'activité du processus spécifique. Toutefois, les lésions de la syphilis pulmonaire siègent plus volontiers au niveau du poumon droit, dans le lobe moyen ; l'expectoration ne contient pas le bacille de Koch. Dans les cas, encore assez fréquents, où l'on constate l'association des deux affections, tuberculose et syphilis, la part de chacune d'elle est bien malaisée à élucider.

Le *cancer broncho-pulmonaire* est, à son début, très difficile à distinguer de la tuberculose. Une toux sèche et quinteuse, de la dyspnée, sont souvent les premiers signes de l'affection. Parfois, on constate un

(1) E. Percepied. Sur les râles sous-crépitants permanents des bases des poumons. *Bulletin médical*, 27 février 1904.

peu d'amaigrissement, et l'on songe naturellement à la bacillose. Le malade n'expectore pas ou expectore peu. On recherche les bacilles dans les crachats, et on ne les rencontre pas. Puis les signes vont s'accentuer dans le sens du néoplasme. L'oppression va augmenter pour devenir formidable, les crachats apparaîtront ou deviendront un peu ambrés et un peu rosés, et on y constatera des éléments histologiques qui forceront le diagnostic. Celui-ci est parfois bien difficile quand les ganglions sont envahis à leur tour, car le malade a une dyspnée terrible, simulant l'asphyxie aiguë de Graves, dyspnée facilement explicable par la compression trachéale et bronchique. En général, le cancer broncho-pulmonaire, maladie très dyspnéisante, évolue sans fièvre ou avec des températures peu élevées.

Certaines maladies, dans leur évolution, peuvent masquer la tuberculose prenant alors une partie de leurs symptômes : je citerai surtout l'asthme et la chlorose.

Il existe des formes de tuberculose *pseudo-asthmatique,* avec une dyspnée asthmatiforme à prédominance nocturne. Ces accès simulent l'asthme. Il existe aussi des *accès d'asthme* chez les tuberculeux, et même j'ai vu, dans deux cas, la tuberculose pulmonaire débuter par un accès d'asthme, car l'antagonisme invoqué autrefois entre l'asthme et la tuberculose n'est plus admis aujourd'hui. Dans ces deux cas, les deux affections ont commencé simultanément, le début de l'une ayant masqué le début de l'autre ; de leur réunion, il parait résulter une lenteur d'évolution spéciale et une tendance à la guérison plus marquée qu'on ne l'observe d'habitude dans la tuberculose vulgaire (1).

La bacillose pulmonaire revêt parfois toutes les allures de la *chlorose*, et le professeur Landouzy et ses élèves ont bien insisté sur ce type clinique. Le diagnostic est relativemeut aisé par l'examen simple du sang. On trouve alors la formule d'une anémie symptomatique et non d'une chlorose ou d'une anémie essentielle. Il reste à en chercher la cause. Chez des gens jeunes, les anémies symptomatiques sont la plupart du temps tuberculeuses, tandis que dans l'âge avancé elles sont l'apanage fréquent du cancer. L'examen minutieux du malade permettra la plupart du temps de trancher la difficulté.

D'autres affections, comme la *neurasthénie*, la *dyspepsie* peuvent dissimuler le début de l'évolution d'une tuberculose. Quand ces maladies résisteront au traitement qui logiquement doit les améliorer, il faudra se méfier et mettre en œuvre tout l'arsenal du diagnostic exposé dans les chapitres précédents.

(1) Louis Rénon. Deux cas de tuberculose pulmonaire chronique ayant débuté par un accès d'asthme. *Mercredi médical*, 9 octobre 1895.

CHAPITRE V

*Comment établir, dans la pratique médicale courante, le
diagnostic de la tuberculose pulmonaire chronique à
son début ?*
Séméiologie pratique d'un cas à examiner.
Il faut faire tous ses efforts pour se rapprocher le plus possible de la certitude. Le syndrome névropathique et
l'atélectasie nerveuse.
Danger d'affirmer un diagnostic positif avant d'avoir une
présomption sérieuse.

Les méthodes de diagnostic précédemment exposées
ne doivent pas être toutes utilisées d'une manière uniforme dans la pratique, ni être mises sur le même
plan. Certes, plus il est possible d'en appliquer, et plus
on a la chance de se rapprocher de la vérité ; mais
elles n'ont pas toutes la même valeur, et il en est certaines qui demandent une instrumentation existant
seulement dans quelques centres scientifiques de tout
premier ordre, et dont jamais un praticien ne pourra
disposer à la campagne ou dans les petites villes.
Aussi, me paraît-il utile d'établir comment, dans la
pratique courante, on peut arriver au diagnostic d'un

cas de tuberculose pulmonaire chronique à son début, sans utiliser des méthodes trop compliquées.

En général, le médecin est consulté — quand il a la rare chance de l'être — dans des circonstances toujours les mêmes. Le malade vient demander un avis médical parce qu'il tousse, parce qu'il maigrit, ou parce qu'il vient d'avoir un hémoptysie. S'il s'y joint d'autres symptômes, tels que la fièvre, l'expectoration, tant mieux ; ils faciliteront la besogne ; mais, le plus souvent, il n'en est pas ainsi.

En face d'une toux légère, sèche, persistante, en présence d'un amaigrissement que rien n'explique, et à plus forte raison après une hémoptysie même très légère, que doit faire d'abord le médecin ?

Il doit pratiquer l'examen des poumons, et, s'il ne trouve rien à la percussion des régions classiques, il devra pratiquer l'auscultation selon le procédé de M. Grancher. Il trouvera soit une inspiration normale, soit une inspiration rude, basse, ou simplement obscure. Au cas d'anomalie de l'inspiration, et surtout au cas d'obscurité de la respiration, il faudra s'assurer que cette modification respiratoire n'est pas due à l'atélectasie pulmonaire névropathique sur laquelle j'ai attiré l'attention dans les chapitres précédents. L'examen par les rayons X ne saurait trancher la difficulté, puisque j'ai démontré qu'ils peuvent, par une obscurité sur l'écran ou sur la radiographie, traduire cet état névropathique pulmonaire. On peut alors exa-

miner l'état nerveux du malade, rechercher les stig-
mates hystériques et un syndrôme assez particulier
que j'ai vu, au cours de mes observations, accompagnent assez souvent ces modifications respiratoires. On
peut le rencontrer aussi dans l'entéro-colite muco-
membraneuse, dans les fausses cardiopathies avec pal-
pitations et dans certaines dyspepsies très marquées.

Ce syndrôme, sur lequel je n'ai aucune idée théorique, est basé sur un ensemble de signes dont les uns
viennent de l'hystérie, les autres de troubles du sym-
pathique abdominal et les autres de manifestations mé-
dullaires. Ce syndrôme névropathique se compose de
la présence, chez le même malade, de l'anesthésie de
la cornée et de la conjonctive, de l'anesthésie du pha-
rynx, de l'exagération des réflexes rotuliens et de battements épigastriques de l'aorte abdominale, battements
semblables à ceux signalés par M. Huchard dans les
névropathies. Des quatre signes du syndrôme, ce der-
nier seul fait parfois défaut ; les trois autres (anesthésie de la cornée et de la conjonctive, anesthésie pha-
ryngienne, exagération des réflexes rotuliens) sont
toujours présents chez le même malade. J'ai observé
plusieurs centaines de fois ce syndrôme, et il me paraît
avoir une grande valeur pour le diagnostic. Si je n'ai
aucune idée théorique pour l'expliquer, son étiologie
est, par contre, des plus nettes ; je l'ai toujours constaté, chez les nerveux, à la suite de travaux manuels

ou intellectuels excessifs, à la suite d'émotions vives, de chagrins violents ou de préoccupations d'argent ou de carrière.

L'existence du syndrôme névropathique jettera une grande clarté sur les signes perçus à l'auscultation, surtout s'il s'agit d'une simple obscurité respiratoire. Il y aura les plus grandes chances pour qu'il ne s'agisse pas de tuberculose. Il faudra instituer un traitement antinévrosique, revoir le malade, surveiller la respiration, et souvent on sera surpris de voir, au bout d'un mois de médication, l'anomalie respiratoire disparaître. Parfois, elle persistera, et j'ai suivi des malades chez lesquels elle est restée stationnaire pendant des mois sans aggravation et sans l'évolution d'aucun autre symptôme suspect de bacillose. Mais, si les modifications respiratoires ne peuvent être expliquées par le syndrôme névropathique, on aura raison, comme le conseille M. Grancher, de songer à la bacillose.

D'ailleurs une petite expérience peut permettre de juger la question. En donnant pendant huit jours un gramme d'iodure de potassium au malade, s'il s'agit de tuberculose, on entendra au niveau du point litigieux une zone nette de congestion avec des râles ; s'il s'agit d'atélectasie névropathique, la congestion fera défaut.

Une autre épreuve devra toujours s'imposer : la recherche de l'élévation de la température après la marche, d'après le procédé de MM. Daremberg et Chuquét.

Si elle est positive, elle fournit une grande présomption en faveur de la tuberculose ; si elle est négative, il
faut passer à d'autres méthodes. On peut relever l'état
de la tension artérielle, rechercher le signe de Ruault,
la tachycardie, l'amyotrophie scapulo-thoracique, puis,
si tous ces signes sont négatifs, on aura le devoir de
s'adresser à d'autres procédés applicables seulement
dans les grands centres scientifiques. On pourra alors
utiliser les renseignements fournis par la pneumographie et ceux donnés par le séro-diagnostic d'Arloing et
Courmont.

Enfin, si l'on tient à approcher le plus possible de
la vérité scientifique, l'épreuve de choix est l'injection
de tuberculine. Mais, avant de s'y résoudre, il faut
examiner avec le plus grand soin tous les organes,
s'assurer que l'urine ne contient pas d'albumine, se
mettre en garde, en un mot, contre la mise en évidence
d'un foyer de tuberculose autre que le foyer pulmonaire. Alors seulement, on peut tenter l'épreuve, en
utilisant une dose de deux à trois dixièmes de milligramme de tuberculine.

Bien entendu, dans toute cette discussion, il est con-
venu que le malade ne présente pas d'expectoration. S'il
crachait, les crachats devraient être examinés au point
de vue de leur teneur en bacilles, et si ceux-ci fai-
saient défaut, il serait utile de pratiquer l'inoculation
au cobaye, puisque ce sont là les seuls vrais signes de
certitude de la bacillose.

4

Si tous les examens précédents ont été négatifs, on pourra vraiment affirmer qu'il ne s'agit pas de tuberculose, et il faudra faire le diagnostic de l'affection dont le début aura si bien simulé celui de la bacillose.

On mettra en œuvre les moyens indiqués plus haut pour savoir si l'on n'est pas en présence d'une pseudo-tuberculose, d'un cancer, d'une syphilis, d'une chlorose, d'une manifestation arthritique, etc.

Telle est la manière d'approcher le plus possible de la vérité, vérité souvent bien difficile à démasquer. Il faut, selon les procédés dont on peut disposer, laisser la place la plus réduite à l'à peu près et ne pas se contenter de dire, comme la chose arrive malheureusement trop souvent : « Cela n'a pas d'importance. Qui peut le plus peut le moins. Traitons le malade comme tuberculeux. » Quelle hérésie ! J'en appelle à tous les faux tuberculeux jetés ainsi par aventure pendant un temps plus ou moins long dans la famille des bacillaires. Cela n'a pas d'importance de sacrifier sa situation, d'abandonner son foyer, de se savoir atteint d'une maladie longuement et difficilement curable, aux récidives fréquentes, de voir son activité atteinte irrémédiablement dans ses œuvres vives ! Cela n'a pas d'importance de jeter à bas toutes ses ambitions et son avenir ! Je ne suis pas de cet avis. Il me semble très important au contraire d'être fixé avec certitude sur la présence ou l'absence d'une tuberculose à son début. C'est

pourquoi, tant qu'on n'aura pas une présomption sérieuse, on devra dissimuler ses craintes au malade, ne
jamais conclure après un seul examen, et demander à
en pratiquer d'autres ultérieurement. Alors seulement,
quand on aura observé des signes d'une valeur indiscutable, on pourra et même on devra dire au malade
la vérité. Il le faudra impérieusement, puisqu'il est
curable, pour obtenir de lui et des siens la cure d'air,
l'alimentation supplémentaire raisonnée, et la médication restreinte, mais efficace, capables de l'améliorer
et de le guérir. Il ne faudra pas non plus dissimuler
l'étendue des sacrifices nécessaires pour obtenir un
résultat, car, dans les cas les meilleurs, la tuberculose
ne guérit actuellement qu'après deux ou trois ans de
soins intelligents, dévoués et assidus.

TABLE DES MATIÈRES

CHAPITRE V

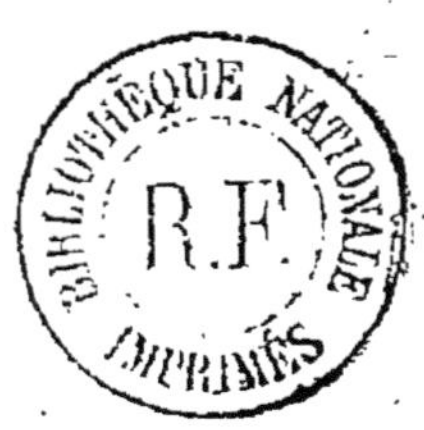